TRAICTE DES EAVX DE M. LAVRENT IOVBERT

DOCTEVR ET PROFESseur en Medecine en l'Vniuersité de Montpelier.

A M. PAPPON LIEVTENANT general au Bailliage de Forests.

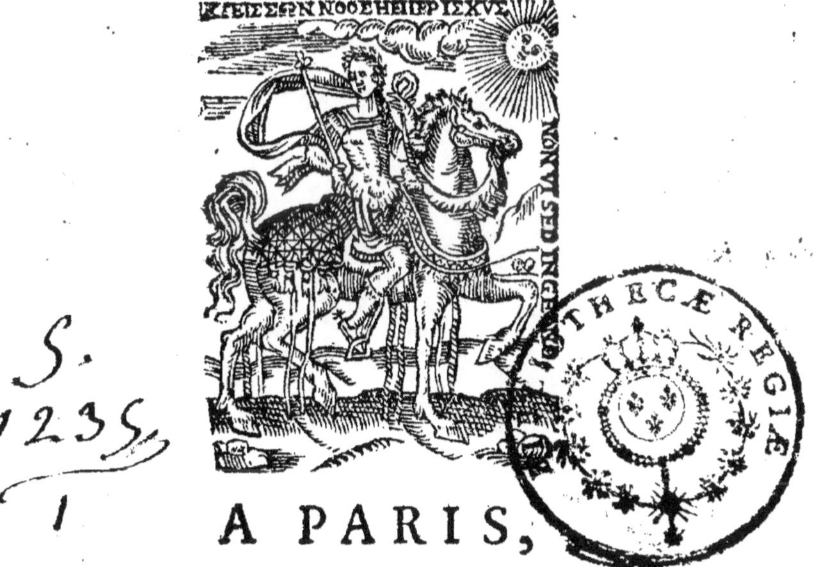

A PARIS,
Rue S. Iean de Beauuais, à l'enseigne du cheual volant.

M. DCIII.

L'IMPRIMEVR AV LECTEVR.

AMY Lecteur m'estant depuis quelque temps trouué en plusieurs compagnies, auxquelles, entre autres propos, l'on est tombé sur le discours de la nature, qualité, & diuersité des eaux, auec grande varieté & contrarieté d'opinions & raisons. Cela m'a incité à recercher ce que diuers autheurs en ont mis par escrit, entre lesquels i'ay trouué vn petit traicté de feu monsieur Laurent Ioubert, celebre Docteur & Professeur en Medecine, & Doyen de l'Vniuersité de Montpelier, lequel m'a semblé fort particulier, remply d'infinies raisons & authoritez des anciens, & plus approuuez Philosophes & Medecins. Dont i'ay estimé que ce ne seroit mal à propos le faire traduire & publier en langue vulgaire, afin que chacun puisse estre informé des proprietez d'vn element si necessaire, & des moyens d'en estre pourueu & accommodé. Car à vray dire ie me suis plusieurs fois esbahy de la nonchalance ou stupidité de la pluspart, qui ne considerent qu'entre les biens que nostre Dieu eslargit aux hommes pour la commodité & entretenement de ceste vie, celle de la pluie n'est des moindres, veu que sans cet element l'on ne peut subsister, non plus que sans l'vn des autres, & toutefois il se trouue plusieurs pays, villes, & maisons, qui en souffrent incommodité tres-grande, & sont contraints de l'aller prendre bien loin, ou bien d'en vzer de tres-mauuaise, au lieu que Dieu en fait tomber abondance tres-grande en leurs maisons, & sur leurs testes: que si elle estoit bien re-

cueillie & conseruée, se trouueroit sans [illegible]té la meilleure, la plus delicate, & la plus salubre de toutes les autres, soit pour le bruuage, soit pour cuire les viãdes ou pour le blanchissage & autres vzages necessaires. A *cecy me suis tant plus volontiers resolu, que ie voy qu'on commence à pratiquer vne inuention de* C*isternes bien tost faites, & à petis fraiz, par le moyẽ desquelles chacun peut auoir en moins de quinze iours en sa maison prouision suffisante d'eau, auec pareille, ou peu plus grande despense, que celle d'vn puits ordinaire: comodité à la verité, qui n'est à mespriser, & dont le public pourra receuoir soulagement tres-grãd, qui a esté le but principal auquel i'ay vize, aiant tousiours eu ceste maxime deuant les ieux,* Que nous ne ſommes néz pour nous ſeuls. P*renés en gré ceste mienne intention, & si vous en trouuez bien, donnés gloire à* D*ieu qui a plus de soin de nostre bien que nous de le recognoistre & louer aßiduellement comme nous deurions.*

QVATRAIN.

Vous qui vous plaiſez tant à contredire à tous,
Qui mõtrez plus d'orgueil que de vraye ſciẽce,
Croire vous pas au moins, apres l'experience,
Que l'experience eſt la maiſtreſſe des fouls?

TRAICTE DES EAVX DE M. Laurent Ioubert Docteur & Professeur en Medecine en l'Vniuersité de Montpelier. A M. Pappon Lieutenant general au Bailliage de Forests.

COMME ces jours passez nous fussions tombez entre autres diuers propos sur celuy des eaux de ce pays de Monbrison, vous me dites que de leur nature elles ne sont point bonnes, & que l'Esté les rendoit encor pires, mesmes aux mois de Iuin, Iuillet, & Aoust : Mais que vous corrigies leur vice en les faisant cuire. A quoy ie respondis que tant s'en falloit que celles à qui la saison de l'Esté se monstroit contraire s'amendassent par tel artifice, qu'au contraire elles empiroyent, car la chaleur du temps n'apporte en effect autre nuisance aux eaux, sinon qu'elle les rend plus espesses & seiches en continuant & dissipant ce qu'elles ont de plus subtil ; à quoy toutesfois la cuisson ne peut remedier ny rendre à l'eau sa substance delicate & soueue quand elle l'a vne fois perdue : Ains estãt plustost la chaleur du feu plus vehemente à dissoudre, que celle du soleil, elle faict aller en vapeur tout ce qui pourroit y rester de pureté & sincerité naturelle, en sorte qu'elle en deuient encor plus espesse; A ces raisons vous qui auez l'esprit prōpt & subtil, auez acquiescé aisément, nonobstát qu'elles semblent contraires à l'opinion commune de nos vulgaires medecins, que vous voyez par tout ordōner pour bruuage aux malades de l'eau cuitte quelque pure & monde qu'elle se recouure. Ceux cy pour certain ne considerent point ce qui rend les choses differentes, & ne daignent recercher les causes, comme vous entendrez ayant leu ce traicté, auquel i'explique à plain ce paradoxe, ou contrarieté à l'opiniō commune. Ou si vous ne trouuez l'à vn langage si exquis, que vous pourriez desirer, vous le prendrez neantmoins en bonne part, sachāt que i'ay escript à la haste ce discours sans l'auoir peu polir, en intention de le remettre à la forge, & le reparer auec plus de loisir, quand vous l'aures leu, & comprins le sens de mes paroles.

Il y a en tout cinq diuersitez és eaux, qui se boiuent, à sçauoir celle de pluyes, de fontaines, de riuieres, de puits, & de maretz, ou eaux cropissantes, ceste derniere espece est d'vn chacun tenue pour mauuaise, mais les autres peuuent estre vtiles, si elles ont toutes les marques de bonté qui sont exposées par Galien à trois de nos sens, pour estre discernees quand il conseille de s'abstenir de celles que l'on voit troubles, de celles qui ont quelque odeur mauuaise qui offence, & de celles qui sont peu agreables au goust, pour estre ou salees, ou en somme tenir de quelque qualité qui se puisse cognoistre en les goustant, comme d'estre aspres & astringentes, sures ou aigres, acres & poignantes, ameres, nitreuses, voire tenans de la douceur, bien que l'on appelle volôtiers l'eau douce celle que l'on entend estre bonne à boire, mesmes Dioscoride selon sa coustume d'appeler doulx, tout ce qui est plaisant à boire dict, que pour la pluspart la meilleure eau est celle qui est pure & doulce, si est-ce toutefois que la bonne eau n'est point doulce au goust, comme est le miel, le succre, ou le laict, & ne doit tenir d'aucune des qualitez susdictes, qui est la cause pourquoy on l'appelle doulce, voulant entendre seulement qu'elle est plaisante & agreable, car la puanteur en l'eau n'est pas le seul vice d'icelle, mais toute saueur quelle qu'elle soit, encor qu'elle plust, comme dict Pline, & est requis auec cela qu'elle soit claire, pure, non blanche comme le laict, mais qu'elle naye mesme aucune couleur, & que l'on ny voye point d'ordure nager par dessus, ainsi que si on l'auoit diligemment passée & coulée. C'est pourquoy la meilleure & plus parfaicte eau est dicte par les Grecs ἄποιον, c'est à dire sans qualité: Pource à mon aduis que ses qualitez ne sont point communes aux autres choses, & ne peuuẽt bonnemẽt estre exprimées par paroles. Car celles qu'elle represente aux yeux, au nez & au goust, n'ont point de nom qui soit commun aux couleurs, aux odeurs, aux saueurs, ny à leurs differences. Ainsi l'on appelle les courges & autres semblables choses cōmunement ἄποια, sans qualitez, dict Galien, pour les mieux donner à entendre pour n'auoir aucune saueur euidente, sinon que l'on voulust dire qu'il y en eust quelqu'vne qui ne fust ny acre ny aigre, ny amere, & ne tint rien de tout cela que l'on puisse apperceuoir, comme ne faict l'eau mesme. Pline pour bien monstrer que l'eau ne doit auoir aucune qualité dict, que celle qui est salubre doit estre fort semblable à l'air, d'autant que l'air bien pur ne represente aux yeux, ny aux nez, ny au goust aucune qualité.

Outre ce on adiouste à ces trois marques & preuues exposées au iugement de trois de nos sens, la quatriesme qui est la plus importante de toutes, & laquelle semble aussi auoir rapport à vn de nos sens, qui est l'atouchement, moyennant lequel seul nous pouuons iuger de la legereté & pesanteur des choses. Or est-il que la legereté est vne des principales vertus, dont la bonne eau est doüée laquelle ne se peut bien cognoistre, que quand on l'a dans l'estomach & parmy les hypochondres, d'autant que comme és choses qui se prennent pour la nourriture, cela est dit leger qui ne presse point, & ne sapesantit: ainsi l'eau qui passe aysément par les entrailles, sans empescher les conduicts des hypochondres par sa pesanteur & tardiueté, est à bon droict tenüe pour tres-legere, & n'est besoin d'en cercher vne plus saine, car ceste la l'est par excellence. Ce n'est donc pas assez de faire bõnes espreuues à la veüe, à l'odeur, & au goust, qui sont sens qui descouurent bien les marques de la bonté des eaux, mais il faut encor passer à cet autre espreuue qui est la supreme, & par maniere de dire le dernier ressort. Estãt certain, dit Gallien, qu'vne eau a beau estre claire & nette à l'œil, & plaisante au goust, si nonobstãt cela elle s'arreste parmy les entrailles, elle n'est point sans vice. Parquoy les trois sens susdicts nous seront comme auantcoureurs, ausquels si de premier abord l'eau n'est agreable, il n'en faudra point vser, car n'estant par iceux approuuée, elle sera sans doute fascheuse aux intestins. Dõt toutesfois l'on ne doit faire tousiours consequence au contraire. Car il se peut bien faire que l'eau qui sera difficile à digerer ne monstre ceste malignité aux sens exterieurs. Et de faict il s'en trouuera des exemples de toutes qualitez, qui ne seront toutesfois legeres. Parquoy les autres signes de la bonté de l'eau ne sont obseruez, sinon pour paruenir à cestui-cy qui est le principal, d'autãt que l'eau qui n'a pris d'ailleurs aucune qualité doit estre reputée d'vne subtile & legere sustance, comme ainsi soit que le meslange de quelque autre chose imprime à l'eau vne qualité notable, & faict que deuenant espoisse elle est aussi necessairement pesante. Ce qui s'apperçoit, parce qu'elle charge & trauaille l'estomach,& quãt l'estomach & les parties su-jettes,que l'on appelle hypochondres,s'enflent, ce qui est nõ seulemẽt ennuieux, mais tres-nuisant: D'autant que le bruuage se prend affin que les parcelles de la viande s'entremeslent mieux dans l'estomach,& que le suc d'icelles passe plus aysément au foye,& dãs les veines. A quoy faire n'est pas propre vne matiere pesante, & c'est pourquoy la legereté & subtilité de l'eau est tant recommandée. Mais comment peut estre caché à la veüe,à la senteur& au goust,le vice de l'eau, qui n'est apperçeu que par le sentimẽt des hypochõdres? Parce que la terre qui est pure & simple ne monstre auoir aucune qualité, non plus que l'eau,& partant estant meslée,elle ne se faict cognoistre que par son poids, & ne peut estre apperceue auec l'eau,sinon par longue obseruation. Parquoy à bon droict Galien admoneste pour le plus seur de faire iugement d'vne eau apres l'espreuue des autres sens par l'experience mesme, autrement il peut aduenir que celle que l'on estimera estre bonne, se trouuera pesante, & chargera les hypochondres. Palladius aussi ne se contente pas que l'on prenne garde à la couleur, a l'odeur, & à la saueur des eaux, ny mesmes aux lieux d'ou elles saillent, parce que souuent nature ayant conserué toutes ces choses en apparençe,nous garde vne malignité cachée, & pource il nous aduertit de prẽdre cognoissance des eaux par l'habitude &

ſanté des gents du païs. Mais la malice & nuyſance qui git en la peſanteur de l'eau, eſt encore plus couuerte, car elle ne ſe cognoiſt pas meſmé à la balance, qui ſeroit choſe groſſiere, & de peu d'art, mais par le ſeul ſentiment des entrailles, comme il a eſté dit, qui eſt iugement infaillible, & digne du Medecin rational. Or ſi vous deſirez ſçauoir quelque ſigne certain de la legereté des eaux auant que d'en boire, ne vous fiāt que bien à point, à ce qu'en apperçoiuent les autres ſens (ce qui eſt bien meilleur & plus aſſeuré que d'eſprouuer à ſon dan la qualité d'vn bruuage incogneu) il faut prendre vne piece de bois ronde, & la mettre dans diuerſes eaux ſeparees, à ſçauoir de puits, de fontaine, de ciſterne, de riuiere, &vous verres qu'elle ira pluſtoſt au fonds en celle qui ſera plus nette & plus legere. Car celle qui eſt plus legere eſt plus ſubtile, & faict moins de reſiſtance à vn autre corps que l'on met dedans, leſpeſſeur rendant l'eau plus peſante & moins penetrable, comme l'eau de la mer, laquelle par ceſte raiſon ſouſtient des charges treſ-grandes. Et le laç de Paleſtine que l'on appelle de Sodome, à cauſe des montaignes ainſi nommées qui l'enuironnēt: Dont l'eau eſt comme bourbeuſe, &porte toutes choſes à cauſe de ſon eſpeſſeur & peſanteur, & n'y a rien qui puiſſe aller à fonds, non pas ſi l'on y ietoit vn homme qui euſt les pieds & les mains liées, ainſi que dit Galien apres Ariſtote, & que l'atteste aussi Pline, lequel escript que le mesme adujent en Arethuse de la grande Armenie, ou rien ne se peut submerger, ny pareillement au lac d'Aphrique, dit Apuscidam, ou toutes choses flottent, comme aussi en la fontaine de Sicile nommee Pythia, & au lac des Medois appelé le lac de Saturne. Ainsi par le moyen d'vn rouleau de bois vous cognoistrez la subtilité de l'eau, & parlà sa legereté, qualitez, qui l'entresuiuent en accompagnant l'vne l'autre. Et est telle espreuue bien plus ingenieuse que celle de la balance. Autre moyen plus secret & beaucoup plus subtil est enseigné par le diuin Hippocrate, c'est que celle d'entre les eaux est tresslegere, qui reçoit plustost la chaleur, ou la froidure. Il appelle legere celle qui ne charge point l'estomach, & passe, & se digere plus promptement. Si Hippocrate eust voulu que l'eau pure & legere se cogneust par le poids, il l'a pouuoit renuoyer au iugement propre & commun des choses qui le poisent, & s'en esclaircir auec le marc & les balances, & ainsi nous eust proposé ce grand aucteur chose de peu de moment sans rechercher auec peine & circuit, ce qu'il eust peu incontinent & facilement trouuer. Par lesquelles paroles Galien ouuertement monstre de quelle legereté les anciens ont voulu entendre, quand ils ont tãt prisé l'eau legere, qui vient d'vne subtilité de sa substãce, laquelle reçoit sans repugnance, tantost l'vne tantost l'autre, de ces deux contraires qualitez,entant que quãd l'eau eſt plus ſubtile, elle ſouffre pluſtoſt alteration, & celle eſt plus ſubtile & pure qui tient moins de limon terreſtre. Ce n'eſt donc point (dit Galien) auec le poids & la balance que Hippocrates fait iugement de la bonne eau, mais de ce que promptement elle ſ'echauffe & ſoudainement auſſi elle ſe refroidit. Ce ſigne ne conuient nullement aux eaux qui ſont bourbeuſes, puãtes,ou qui laiſſent quelque mauuais gouſt, ny à celles qui ſont infectées par la mixtiõ d'vn air corrompu, ou par quelque autre vice naturel & peculier,procedãt d'vne cauſe incogneue. Mais eſt apperceu en celle ſeule qui eſt exempte de toutes ces qualitez, celle qui eſt des parties ſubtiles eſt aiſee à digerer, & paſſe legerement par les entrailles, & non ſeulement en peu de temps,eſtant approchee du feu exterieur, mais approchant de la chaleur naturelle,elle ſe change ayſement. Et comme la viande eſt louée qui eſt ſurmontée & cuite par l'eſtomach ſans difficulté, ainſi en eſt il de l'eau. A cela adjouſte Galien vn autre remarque preſque ſemblable des herbages,legumes, chairs & racines, que l'õ fait bouillir,leſquelles ſe cuiſent promptement dans vne bõne eau,mais fort tard dans celle qui eſt mauuaiſe, à leur ſuite Aëtius expoſe la meſme choſe en peu de paroles. Nous experimentons (dit-il) la bonté de l'eau en ce qu'elle s'eſchauffe & ſe refroidit promptement, & que en

uée,mais ſi elle eſt ſeule,elle ne ſuffit pas à monſtrer la pureté de l'eau. Et Pline dit qu'aucuns qui iugent ſi les eaux ſont ſaines par la balance, vſent d'vne diligence qui les trompe, veu qu'il aduient peu ſouuent que l'vne ſoit plus legere que l'autre, ny aiant preſque difference aucune du poids entre les eaux, & que la plus certaine ſubtilité eſt, que entre celles qui sõt pareilles, la meilleure eſt celle qui ſ'eſchauffe & ſe refroidit fort promptement. De meſme Celſus eſcriuant de la nature des bonnes eaux dit, l'eau legere ſe void aux poids, mais entre les pareilles, celles ſont les meilleures, qui pluſtoſt ſont eſchauffées ou refroidies, & dans leſquelles les legumes ſe cuiſent plus toſt.

De ce que dit eſt l'on peut recueillir que l'eau eſt louée pour treſbonne, qui ne tient d'aucune qualité acquiſe, en laquelle vn rouleau de bois plongé deſcend promptement au fonds, qui eſt legere au poids, qui toſt eſt chaude, & toſt ſe refroidit, dans laquelle toutes choſes ſe cuiſent ayſément, qui ne charge point les hypochondres, & quãd on void le peuple qui en boit auoir bonne couleur. Paul Eginete apres Galien & Hippocrate eſtime l'eau eſtre vtile qui eſt froide en Eſté & chaude en Hyuer. Vitruue tient pour eſpreuue de la bonté de l'eau, ſi eſtãt miſe dans vn vaiſſeau de cuiure, & puis eſparſe, elle ne laiſſe aucune tache, il dit auſſi qu'elle eſt treſbonne quand la laiſſant refroidir & raſſoir dans vn chauderon, la vuidãt apres l'on ne void au fonds ny sable ny limon. Palladius rapporte les mesmes choses, ou il enseigne d'esprouuer l'eau dõt l'on n'a encor vsé. Aucuns pensent que ce soit vn signe de bonne eau quand on void croistre autour d'vne fontaine ou d'vn puits de l'herbe appelée *Capillus veneris*: ce qui à la verité montre qu'en ce lieu il y a beaucoup d'humidité, mais n'argue nullement la bonté des eaux, car cette herbe foisonne aussi biẽ ou l'eau est mauuaise, ainsi que le menu jonc, les cãnes, le lierre, l'agnus castus, l'aulne, le saule, la grenouillette, & autres plantes qui veulent estre abruuees.

L'eau de puits est froide, terrestre, difficile à vuider & à passer, dit Æce. Et Auicẽne l'appelle mauuaise, pour estre communément terrestre, comme estant enclose en lieu estroit, & en laquelle il est necessaire qu'il y ait de la matiere pourrissante, d'autant que les rayons du soleil ny peuuent attaindre, ny euenter & netoyer ces vapeurs sujettes à corruption. Tellement que quãd vn puits est plus parfond, l'eau en est plus froide & pesante, ne si pouuant mesler l'air exterieur. Par ou l'opinion du vulgaire est condamnée, qui loüe les plus profond puits. Car si leau de fontaine qui court au soleil couchant est blamée, cõme peut on faire compte de celle que le soleil ne void iamais? Les legumes montrẽt que l'eau de puits est plus dure, parce qu'ils ne ſi peuuẽt preſques amolir apres y auoir trempé long temps : là ou celle de fontaine ou de riuiere les rend tendres, & les cuit treſbien : & nous auons remarqué pour vn vice des eaux, quand les legumes, les chairs, & autres choſes ne ſ'y cuiſent point bien: Partant nous inferons que l'eau de puits eſt fort eſpoiſſe & difficile à receuoir alteration & changement.

Leau de riuiere par raiſon tient le milieu entre celle de puits & de fontaine, nonobſtãt que Æce blaſme toutes eaux de fleuues, cõme auſſi celles des lacs & eſtangs, excepté celle du Nil. Car à peine, dit il, ſe peut elle cuire, & ſi elle deſſeche & altere, principalement ſi la riuiere paſſe par lieux infects & mal ſains. Entre les eaux de riuiere les meilleures ſont de celles qui fluent ſeulement de leurs propres & perpetuelles ſources, & ne reçoiuent point d'autres fleuues. Par leſquelles paroles à mon aduis il veut entendre que l'eau de riuiere eſt pire que celle de fõtaine, d'autant qu'elle eſt plus eſpoiſſe & plus aſtringente. Car eſtant l'onde d'vn fleuue deſcouuerte au long & au large, elle eſt fort eſprouuée par la chaleur du ſoleil, qui fait vne continuelle diſſipation des parties plus ſubtiles de ſa ſubſtãce, & tant plus quand la riuiere coule plus doucemẽt. Car les vapeurs ſõt beaucoup moins attirées des eaux roides & impetueuſes, que de celles qui dorment, qui ſont deux raiſons par leſquelles la mer eſt amere & ſalee. Car eſtant cet element ample, & de soy posé, la portion plus douce de son eau, laquelle est aussi plus subtile & legere, & plus superficielle, en est rauie par la chaleur du soleil: l'eau de riuiere est donc tenue meilleure quād elle est prise pl⁹ prez de sa source, & qu'elle n'est point meslee auec celle d'autres fleuues, cōme veut Æce. Par ou nous concluōs que le lict de cette eau ne doit point estre grandemēt large, mais estroit, puis que c'est vne riuiere faite seulemēt de quelques fontaines, & qui n'a pas encore couru loin de sa source, & partāt que le soleil ne l'a peu beaucoup esmouuoir ny effleurer, sinon possible tant que besoin est à moderer sa crudité. Toutefois Auicenne estime que l'eau d'vn fleuue se fait meilleure quād plus elle a couru loin de sa source, & ameine quatre causes de l'incōparable bōté que l'on attribue a leau du Nil: Dont la premiere est la longueur de son cours: la seconde la netteté & excellence de la region par ou le fleuue passe: la troisiesme, parce que coulant du Midy au Septentrion, il estime que l'eau en est rendue plus subtile: la quatriesme est qu'a cette bonté confere la grādeur ou quantité des-mesurée de ses eaux. Aristote apres auoir publié le Nil pour estre tres-fecond & fort nourrissant dit, que cela vient de ce que le soleil cuit moderément ces eaux. Soit doncques vray que leau à mesure qu'elle court auant se trouue plus saine, pourueu que par trop longue course la riuiere ne perde ne perde le meilleur de sa substãce. Au reste il se trouue des riuieres troubles & bourbeuses, dõt les gens du païs vsent sans nuisance, en coulant leau par vn linge, ou du drap, ou bien la laissant rasseoir dans des vaisseaux quelque temps, affin que la terre aille au fonds. Pline donne vn signe de bonté à l'eau d'vne riuiere trouble, si l'on y trouue force anguilles, autrement il dit qu'elle est mauuaise.

Les eaux des estangs sont bourbeuses & pesantes, & d'autant qu'elles reposent cõme mortes, elles se putrefient, elles sentẽt aussi fort mal, & font vne residence gluante, puante, & croupie, laissent au fonds dans les seaux vne certaine crouste pierreuse, & engendrent des sangsues, & autres vilains animaux, telles sont du tout à rejetter. Mais toutes eaux qui s'escoulent sont vtiles, car elles se purifient en courãt & en heurtant, & se debattant elles s'amendent, cõme dit Pline. Celles des lacs pour estre perpetuelles sont estimées moins mauuaises que celles des marets & estangs, lesquelles ne sont ordinaires, s'amassant en hyuer & sechantes volontier en Esté.

L'eau du ciel ou pluuiale est estimée la plus legere de toutes, & comme dit Æce de plus facile transmutation. Valerius toutesfois parlant apres Pline, dit, que ceux se trompent qui prisent l'eau de pluie entant qu'elle est tres-legere, fondans cette legereté surce quelle a peu sentretenir ſuſpendüe en l'air, & diſans par cette meſme raiſon que les neges & glaces que l'on ſçait eſtre plus legeres que les pluies, eſtans fondües & reſolües en eaux doiuent eſtre preferées, leſquelles toutesfois ſont reprouuées à bon droit. Cette queſtion eſt reſolüe par Paul Æginete, qui dit, que leau de glace & de nege eſt la pire qui ſoit, parce que par la congelation des eaux, les plus ſubtiles parties en ſont extraites, & cõme tirées à force. Pour certain Hippocrates tiẽt l'eau de nege encore plus mauuaiſe que celle de glace, & qu'elle cauſe la pierre, difficulté d'vrine, & douleurs de reins. La raiſõ fut cõme parle Ariſtote, ainſi que la recite Gellius, diſant que l'eau de nege eſt nourriſſante & foiſonnãte pour les bleds & pour les arbres, mais aux homes qui en boiuẽt trop, elle n'eſt ſalutaire, car elle engẽdre peu à peu des corruptions d'humeurs, & des maladies de longue durée dans les entrailles, & que celles que les Grecs appellent chriſtal, eſt plus fermement & ſolidairement preſſée, parce que quãd l'eau eſt priſe & ſ'endurcit par la froidure, il eſt neceſſaire qu'il ſi face euaporation, & que certain air ſubtil ſorte comme par expreſſion. Or ce qui ſ'euapore ainſi, eſt ce qui eſt plus leger en l'eau, & ce qui demeure eſt la partie pl' peſante, groſſiere, & plus ſale, & par conſequẽt plus mal ſaine, laquelle eſtant agitée par l'air, prend couleur & forme deſcume. Et qu'il ſoit vray, en la nege le meilleur ſ'en va en l'air, il appert, parce qu'elle eſt reſtreinte & reduite à moins de ce qu'elle eſtoit, auant qu'elle fuſt figée & priſe. Mais l'eau des pluies n'eſt nullement peſante, & eſt fort douce, & eſtimée d'vne pureté & ſubtilité non vulgaire, teſmoin Hippocrat qui baille ces titres expres entre les eaux à celles de pluies d'eſtre treſ-legeres, treſ-douces, treſ-claires & treſ-ſubtiles : d'autant que ce ne ſont que vapeurs enleuées par le ſoleil, lequel attire ce qui eſt plus leger & ſubtil. Pour ces meſmes raiſons elles ſont auſſi louées par Vitruue, diſant, que les eaux qui ſont amaſſees des pluies, ont des vertus plus ſalutaires que les autres, comme celles qui ſont faites de ce qui eſt plus rare & le plus exquis en toutes les ſources & fontaines, & qu'eſtant depuits ce qui eſt attiré, remué en l'air, & comme coulé & paſſé par le tamis des vents, il tombe en liqueur à terre. Auerroës pareillemẽt ſur ce cantique, Que l'eau de pluie plus pure ſurpaſſe toutes autres, dit ces propres mots: leau de pluie eſt treſbõne & plus exquiſe ſans comparaiſon que celle des riuieres ou des fontaines : joint que ceux qui ſont expers au menage des champs preferent leau celeſte à toutes autres pour boire. Parquoy ie m'eſbahis de Galien qui la rejette, ſoit aux compoſitions, ſoit en l'vſage commun. Et pourquoy ſeroit elle meilleure que les autres, puis qu'elle eſt plus aiſée à ſe corrompre qu'aucune autre ? A ce doute reſpond Æginete, qu'il ne faut pas eſtimer mauuaiſe l'eau pour ſe corrompre facilement: Au contraire la facilité de ſ'alterer & chãger en vne eau, doit eſtre pluſtoſt remarquée pour vne perfection que pour vn vice, & tenuë pour treſ-ſaine celle qui ayãt ces ſignes de bonté vient toſt à ſe putrefier. Car cõme dit Galien, ce qui ſe cuit facilement, ſ'altere & corrompt auſſi facilement : Et au contraire ce qui eſt de difficile concoction ne ſe change ny corrompt qu'auec difficulté. Pline veut que l'eau de ciſterne ſoit remuée quãd il dit, que les eaux d'ormãtes, & repoſantes ſont par raiſon condamnées par les Medecins, & qu'il ſ'emerueille que les eaux de ciſterne ſoyent approuuées par aucuns. Auquel il faut reſpõdre, que les autres eaux qui ſont encores crues, & n'ont rien laiſſé de leur propre naturel, ſont rendues meilleures par lagitation, mais que celles des pluies ayans eſté ja fort maniées, diſperſées, & remuées en l'air, ſe peuuent fort bien conſeruer repoſantes, ſi elles ſont receües en lieu pur & net. Au reſte l'on voit que leau du ciel a tous les ſignes ſuſmentionnez de bonté qu'elle eſt treſ-douce, & treſ-ſubtile & treſ-pure, qu'en icelle vn rouleau de bois va plus toſt au fonds qu'en aucune autre, qu'elle eſt plus legere à la balance, qu'elle ſ'eſchauffe & ſe refroidit auſſi toſt, qu'elle ne charge nullement les hypochondres, mais penetre & paſſe legerement, & qu'elle n'a nulle apparente qualité, ſoit en la couleur, ſoit en l'odeur u au goust. Et de ma part ie n'en veux autre tesmoignage que celuy de monsieur Rondelet qui ne boit que de leau, le iugement duquel aigu & solide i'admire en toutes choses. Ce personage prefere l'eau de pluie, nō seulemēt pour la santé, mais aussi pour estre sur toutes aggreable au goust, & m'a enseigné à l'estimer. Mais il faut prendre garde que la cisterne ou l'on la veut faire couler & garder soit bonne & bien nette, & que leau n'apporte quelque ordure des tuilles qu'elle laue, ou des canaux par ou elle coule & passe. Nous tenons les canaux de terre cuite pour les meilleurs & plus sains: ceux de plomb rendent les eaux nuisantes à cause de la ceruse, qui se fait du plomb battu, laquelle est dangereuse aux corps humains, ainsi que nous aduertit Palladius.

Hippocrate conseille de s'abstenir de l'eau qui vient auec tourmente & vehemence, tempeste de vente, approuue toutefois celle qui tombe quand il tonne, mais sur toutes il fait compte de l'eau de la pluie qui viēt en sa saison, asçauoir aux jours caniculaires, apres & auant iceux, en l'espace de quarante jours, comme les fruicts qui meurissent durans ce temps là sont appelez fruicts assaisonnez, ainsi que l'enseigne Galien mesme. Plutarque dit qu'entre les eaux de pluie, celles sont plus propres à arrouser, qui tombent, estant l'air esmeu par le tonnere & par la foudre, que nous pouuons appeler fouldreuses à l'imitation des Grecs. Mais Galien tiẽ que l'eau de pluie qui tombe doucement au milieu de l'Esté est la bonne & mieux assaisonnée, comme celle qui vient en son temps, propre & communable. Pource que les vapeurs subtilisées par la chaleur de celle saison se dissipent & reduisent en air insensible, voltigent & montẽt en haut, tãt que nous no⁹ en apperceuõs: Apres suruenant quelque rafraichissemẽt par les vents qui soufflent & ressoufflẽt entre eux, l'eau s'epessit, ramassant derechef ces vapeurs qui s'estoient subtilisées, & les reduit en liqueur & eau sensible, faisant celle pluie que nous appelons assaisonnée la meilleure de toutes, pour auoir esté auparauant subtilisée, & comme façonnée par la chaleur de l'air. Et quant à celles qui viennent auec le tonnerre, lesquelles Hippocrate louë, il est certain qu'elles ne recouurẽt iamais leur naturelle fraicheur, mais demeurẽt tiedes, comme ayans passé par le feu, & ce qui n'est pas de petite importance, elles font venir les poux. Mais les eaux de pluie telles que nous disons receuës en leur temps, & tenuës en lieux nets, font sans doute vn bruuage incomparable, & le plus conuenable qui soit à toute creature viuãte, ne pouuant mesmes aucune nourriture estre propre, prouenante de la terre, ny cõuenable aux plantes, si elle n'est meslée auec l'humeur qui tombe du ciel, comme nous montrerons cy apres. Ce qui demontre euidemment qu'en elle quelque d'uine nature est cachée, & qu'elle a en soy ie ne sçay quoy du tout necessaire à la vie & accroissement des choses. Pline, excellent auteur de l'histoire naturelle, exposant le naturel des poissons, dit, qu'ils s'esiouissent des pluies legeres, & s'en nourrissent, & que les cannes & roseaux, quoy que nais dans les marets, ne peuuent croistre sans pluie: Et que les poissons qui sont continuellement dans vne mesme eau, s'il ne vient à pluuoir, meurent. Ce que cet auteur latin dit, est confirmé par les paroles d'Aristote: Les poissons, dit-il, pour la plus part viuent bié aux années pluuieuses, entant que lors, non seulement ils trouuent plus de mangeaille. Mais en quelque façõ que ce soit, l'humeur pluuial leur est profitable, ainsi que aux choses que la terre produit. Car combien que nous arrousions les herbes que nous mangeons, si est-ce que cela ne les fait point tant profiter que la pluie, ce qui se voit aussi aux roseaux qui viennent dedans les lacs, lesquels ne croissent presque point sinõ qu'ils soyent aidez par les eaux des pluies. Vous diriez que l'humeur resolu en vapeur d'vne legereté naturelle estant monté en haut, emprunte du ciel & des astres vne vertu viuifiante, & la departit apres à toutes choses. Laïtus és escrits de Plutarque pensoit que la cause ou raison de ce que par les eaux des pluies, les arbres & les semences aussi bien que les poissons croissent plus tost que par celles des ruisseaux, fust pource que la pluie tombant, fait entrouurir la terre par la force du coup, & se fait voye pour paruenir iusques aux racines. Ce que toutesfois ne semble point veritable, car pourquoy est-ce que les plantes qui viennent dans les marets & y ont leurs racines, ne croissent point si elles ne reçoiuent la pluie en leur saison ? Possible y a il plus de verité en ce que dit Aristote, c'est que l'eau de la pluie leur semble fresche & nouuelle, & que celle des marets, qu'elles ont de longue main est vieille & pourrie. Ceste autre obiection sera possible plus probale, & veritable, asçauoir que le cours des riuieres, & les sources tousiours coulantes des fontaines donnent de l'eau tousiours recente & nouuelle : Et pource Heraclite disoit que l'on n'entre point deux fois dans vn mesme fleuue, parce que incontinent suruient vne autre eau: Quoy que ce soit elles ne dõnent point si bonne nourriture que celles des pluies. Nes-ce doncques pas, dit Plutarque, pource que celle qui descent de l'air est plus legere ? Car si elle n'estoit tres-legere, elle ne pourroit pas remonter. Estant donc meslée auec vn certain air mouuant & leger, elle desloge promptement, & s'insinue parmy les plantes. C'est aussi par le moyen de l'air qui est meslé, que leau de la pluie fait des bouillons ou bouteilles en tombant. De la bõté de l'eau des pluies attestent mesmes les grenouilles, qui crient de joye, quand elles, attendent la douceur de la pluie, de laquelle elles

elles donnent certain presage, en criant extraordinairement, & plus qu'elles n'ont accoustumé : ce que Aratus, Pline, & Virgile ont obserué. Ioint que l'eau des riuieres que l'on boit se trouue par tout meilleure & plus saine l'Hyuer que l'Esté, & que les eaux des marets, autremẽt pestilentes, sont lors moins nuisantes, ce qui dõne biẽ à cognoistre l'excellẽce de l'eau pluuiale, entant qu'elle a vertu d'oster la malignité d'vne liqueur venimeuse. Car telles eaux ne sont point amendées en l'hyuer seulement, parce que le soleil qui a accoustumé d'en escresmer la partie plus douce & legere est lors esloigné, mais aussi parce qu'en cette saison pleut plus souuent : Et partant en Esté elles demeurent plus espesses, plus aspres, & moins plaisantes. Sur ce Pline dit que toute eau est plus douce en Hyuer, moins en Esté, & point en Automne, & encores moins aux temps des secheresses. Ce que les habitans de Rome, qui boiuent de l'eau du Tybre, & les Parisiens de celle de Seine, disent experimenter, notamment ceux qui demeurent sur les ponts. Ceux de Tolose qui ne boiuent que de l'eau de Garonne, fleuue tres-rauissant. Ceux de Monbrison qui ne goustent autre eau que celle de Vizese. Tous lesquels peuples trouuẽt que l'eau de leurs riuieres est beaucoup meilleure auant les grandes chaleurs. C'est doncques assez dit pour monstter qu'entre les cinq sortes d'eaux sus-mentionnées, celle de pluie est la plus louable,& doit tenir le premier lieu, veu qu'elle reçoit entierement toutes les marques de bonté, celle de fontaine la ſuit pour la ſeconde en dignité, & pour la troiſieſme celle de riuiere. Quand à celle de puits, elle eſt ſans contredit moindre en bonté que les ſuſdictes, meilleure toutefois que celles des lacs, laquelle vaut encor mieux que celle des eſtangs, ou marets, qui eſt la pire de toutes, & dõt l'on ne deuroit point boire. Ainſi le tient Corneille Celce diſant, que la plus legere eſt l'eau de pluie, apres vient celle de fontaine, & puis celle de riuiere, apres ſuit celle des puits, & apres les ſuſdittes, celle de neige, ou de glace, & qui plus peſante eſt, celle des lacs, & encores celle des marets.

Nous auons iuſques icy recerché les marques de l'eau qui eſt bonne à boire, indifferemment appelée douce, & exemple de qualités par l'approbation des meilleurs auteurs, fondez en raiſons & experience, & trouue que celle que le ciel par vne faueur commune baille couſtumierement à tous les humains, eſt la plus recommandable, & laquelle Dieu fait pluuoir ſur les bons & ſur les mauuais, comme il eſt dit en l'Euangile. Tellement qu'il faut conclurre, que ceux qui ne font conte d'vſer de cette eau, en bruuage, en cerchent vne autre, qui ne la vaut pas. Nous deuons & pouuõs pour certain nous en contenter, & ferions mieux d'vſer de toute diligence à la bien receuoir & conſeruer en ſa pureté & netteté, que d'en desirer solemẽt d'autres, au detriment de nostre santé, ou nous amuser auec tant de soin à corriger celles que nous doutons estre moins saines & salutaires. L'on peut bastir des cisternes à peu de frais, moindres pour le moins qu'à faire des puits fort profonds, & les cõstruire en sorte que l'on les puisse auec facilité tenir nettes d'ordures, & de limõ. I'ay appris de plusieurs qu'és cisternes l'on garde non seulement l'eau, mais le vin fort long temps, sans qu'il se gaste: Et i'en ay veu vne à vin en vne maison de vilage, appartenante à monsieur Rondelet, mon bon & bien aymé precepteur. Il y a à Venise plusieurs cisternes publiques, & plus grand nombre aux maisons priuées. En la ville d'Aubenas, en Viuares, il n'y en a pas de cõmunes, mais il n'y a maison qui n'en ait vne. Ces peuples ne boiuent eau que de la pluie, & se portent tresbien. De mesmes en vne des Isles Canaries jadis fortunées, ou vne de ces Isles est ditte pluuiale, pource que l'on ny trouue autre eau pour boire que de pluie, cõme recite Pline. Mais parce que l'vsage des cisternes n'est pas par tout (faute de cognoistre la bonté des eaux des pluies) ains seulement aux lieux ou l'on ne peut auoir ne puits, ne fõtaines: Et aussi parce que aduenant vne saison fort seche, les cisternes se vuident & demeurent sans eaux: Et mesmement que ceux qui en font des nouuelles, sont quelques moys sans qu'ils puissent auoir de l'eau qui ſoit bonne, iuſques à ce que le ciment dõt elles ſont enduites ſoit biẽ deſſeché, & par pluſieurs fois humecté, laué, & eſſuyé, tãt que l'eau ne rende plus aucune ſaueur d'iceluy, par leſquels ils ſont contrains de boire autres eaux, quoy qu'ils ſoyent perſuadez que les pluuiales ſont les meilleures. A ces cauſes nous eſtimons qu'il ſera vtile & agreable ayans diſcouru ſur toutes les marques des plus ſaines eaux, de montrer comment on pourroit rendre bonnes celles qui ſont mauuaiſes, & emender les vices & liaiſons de nature : Surquoy nous conſeillons de tirer ſouuent de celle d'vn puits pour la rendre plus ſaine, pource qu'elle ſe fait meilleure par telle agitation, brouillement, & comme vn entreheurtement de l'eau, qui eſt la raiſon pourquoy les puits qui ſont publics & cõmuns, ont volontiers meilleure eau que ceux des maiſons particulieres, aſçauoir parce que l'eau eſt plus exercée & remuée, & que c'eſt ce qui la fait plus approuuer, comme Pline l'enſeigne. Et partant ceux qui ne permettent point libremẽt à leurs voiſins de tirer de l'eau de leurs puits, ne ſont pas bien aduiſez. L'on ſçait que l'eau des conuents des moines eſt preſque touſjours la meilleure qui ſoit aux villes ou ils habitent, non pour autre raiſon que pource qu'ils la laiſſent libre & commune à tous, (comme ils ſont gens plains de charité enuers vn chacun) & delà la prennent les ſeruantes plus volontiers que des lieux publics. Il faut aussi que les puits soyent descouuers, affin qu'ils puissent receuoir l'eau du ciel quand il pleut. Car par icelle le vice de toutes eaux est corrigé, voire la malignité nettoyée d'vne liqueur qui seroit emprisonnée, cõme nous auons montré cy deuant, joint que nonobstant que le soleil ne puisse penetrer iusques a l'eau qui est fort profõde, pour le moins il tempere l'air qui y entre, en sorte qu'elle en peut acquerir quelque bonté.

Au surplus toute eau est rendue plus salutaire, & mesmes prend la couleur du vin., si l'on y laisse tremper l'herbe ditte *Amarathus*, que nous appelons Passeuelours, parce que la fleur retiẽt sa couleur sans se fletrir, en sorte qu'elle surpasse celle d'vn velours cramoisi, ou bien ou l'on aura faitboullir des racines doseille, qui sont artifices par lesquels nous auons accoustumé de tromper les febricitans, qui sont difficiles, & voudroyent boire du vin.

Il y a des viandes qui corrigent le vice de toutes les eaux vniuersellemẽt, dont nous aduertit Paul Æginete, disant qu'il y en a qui prennẽt deuant qu'en boire du boullon des pois, & mengent les pois mesmes: Autres vsent de l'herbe ditte *Caucalis*, boullie auec certaine sorte de petits poissons, ou du fenoil, autres des bettes, ou de la courge auec du sel, arrousée de vin bien trẽpé. Pline veut que lon iette du poliot broyé, ou en poussiere, dessus l'eau qui est moins saine, quand il en faut boire : Et particulierement à chaque sorte d'eau, & leur nuisance, dõnent remede les choses que recite Æce en ces mots: Les nitreuses sont corrigées par les viandes qui rebouchent lacrimonie,& par le vin. Celles qui sont grasses & espesses, par celles qui incisent & subtilisent,comme l'ail. Les alumineuses,par vn vin fort delicat,& par toutes choses qui prouoquẽt l'vrine,& laschent le ventre. Celles qui nuisent pour estre trop froides , doiuent estre prises apres auoir mangé , non soudain toutefois, & à vn coup,dit Paul. & que par ce moyen est comme estourdi leur vice : Quoy que ce soit il seroit plus assuré & salutaire d'amender la mauuaise qualité de l'eau auant qu'en boire, que de penser de remedier au naturel suspect & malin d'icelle, apres que l'on l'a dans le corps. Ce qui se fait en y meslant quelques autres choses,comme dit est , ou bien par infusion , les y faisans tremper,ou mesmes cuire dedans, & d'abondãt en les chauffant,ou refroidissant,les coulans,les faisans boullir,les distillans,& autres manieres, dont nous parlerons cy apres. Car il ne faut pas prester l'aureille à ceux qui pensent que la correction de toutes eaux se fait par la seule coctiõ, combien que Pline semble estre de leur opiniõ disãt,que le remede aux eaux vicieuses est de les faire cuire iusques à descher de moitié: Car on s'apperceueroit assez tost que ceste maniere ne peut pas conuenir également à toutes sortes d'eaux, voiant & ſentant qu'en boullant ſi longuement, elles deuiennent ſalées. Car tout ce qui ſe diminue & conſume en boullant, deuiẽt touſiours plus ſalé,& en fin amer, comme l'enſeigne Galien, & meſmes l'eau la plus parfaite qui ſoit, pour trop lõg temps cuire, acquiert en fin vne qualité ſalée. Ainſi voit on les juſts des chairs moderémẽt ſalés, deuenir treſ-ſalés, ſi on les fait vn peu longuement conſumer en cuiſant, en ſorte qu'vne bonne partie de l'eau ſ'en aille en vapeur. Parquoy quand il dit qu'vne eau de fontaine qui ſe trouue naturellement mauuaiſe, eſt reduitte en meilleure nature en boullant, il adiouſte prudemment, pourueu qu'elle ne cuiſe long temps, & que conſumant en boullant elle ne deuienne ſalée: Car la saleure ſe fait quand les parties plus ſubtiles de l'eau deperiſſent en cuiſant, & que les plus eſpeſſes ſe bruſlent, ainſi qu'il ſe fait en l'eau de la mer, qui deuient ſalée, parce que le ſoleil par ſa chaleur reſout en vent ou en air tout ce qui eſt de plus ſubtil,& de plus doux en icelle. Plutarque au liure des cauſes de nature eſcript que durant le ſoleil d'Hymer, l'on ſent l'eau marine moins amere au gouſt,& de cet euenement, qui eſt notoire à chacũ, il en adiouſte la raiſon, qui eſt que parmy celle aſpreté de la mer, il y a quelque douceur entremeſlée; entant que pluſieurs fleuues,& ſans nombre, y deſchargent leurs eaux,& que ce qui eſt doux,& eſt de ſoy leger, & partãt surnage ou flotte par dessus, est incontinent raui, & attiré par la puissance du soleil, jettant & espandant la vertu de ses rayons au long & au large durant les longs cours d'Esté. Ce qui ne se peut faire en Hyuer, ou la force de cet astre est debilitée, parce qu'il est plus esloigné. Et partãt il se fait lors beaucoup moins d'attraction de la mer, & par consequent subsistant & y demeurant cette douceur, ce qu'il y a d'amer & de venimeux en icelle est rabatu, temperé & aucunement adouci. Ce que nous confessons tant plus estre veritable, que nous cognoissons par experience que les eaux mesmes qui sont propres à boire, empirent en la saison d'Esté par ceste raison, que le soleil rauageant lors largement en emporte & diminue par sa force ce qui est de meilleur, & que tousiours la partie plus subtile & plus legere de leau surnage, & que les eaux douces qui courent & entrent dans la mer, sont sans doubte plus legeres selon Pline: Et mesmes entre les eaux douces il y en a que l'on void estre portées par dessus les autres par long trait. Comme la riuiere qui entre au lac Fucin, que l'on appelle de Celano, l'Adda par le lac de Come, le Cicin, par le Lac majeur, le Mince, par celuy de Garde, l'Olio, par celuy d'Iseo, & le Rhosne, sur le lac Leman ou de Geneue, d'autant que tant plus leau est douce, tant plus elle tend à auoir le dessus, aidée par sa naturelle subtilité & legereté. Par cette mesme raison il se fait

qu'en

qu'en la mer, ce qui est au dessus, est plus salé & plus chaud que le dedans, selon Aristote, & que leau de puits que l'on boit est plus salée au haut qu'au fonds, encor qu'il semblast que ce d'eust estre le contraire, d'autant que ce qui est salé, est aussi plus pesant. Mais cela aduient par ce que le soleil & l'air enléuent continuellemẽt le plus leger de l'humeur, & ce qui est plus doux, & par consequent le plus leger, principalement le prenãt des plus prochains lieux, c'est à dire du dessus des eaux. Ainsi est la chaleur qui cuit & consume, rend leau moins aggreable, comme l'on voit aux corps des animaux, ou estãt entré l'humeur ou boisson pour la nourriture d'iceux, ce qui est de superflu, & s'est escoulé dans la vessie, est rendu salé & amer: car la chaleur naturelle a attiré du bruuage, ce qui est propre à ce conuertir en chair, & autres substances des corps: Ainsi en aduient-il des eaux, & specialement de celle de la mer: car estant en toutes ses parties égalememt douce, ce qui s'en pourroit boire est prins & separé par la chaleur du soleil. C'est pourquoy ie m'esbahi que c'est que pensent ceux qui veulent que l'on face fort cuire toute l'eau indifferemment que l'on fait boire aux malades, attendu que par telle preparation ils ne la peuuent rendre que plus espesse, & moins douce qu'elle n'estoit auant qu'elle fust cuite. Pourquoy ne seroit elle plus saine sans cuire aux malades, à qui il en faut bailler, veu que les personnes ſaines qui ne boiuent que de leau en vſent, & ſ'en trouuent treſbien ? Eſt-ce pourautant qu'aux ſains leau plus ſubtile & plus legere eſt plus propre, & que celle qui eſt eſpeſſe & peſante conuient mieux aux malades ? Si la froideur eſt contraire à quelque maladie, ie n'empeſche pas que l'on ne la modere en la chauffant, mais que l'on la faſſe boullir, à peine y puiſſe je conſentir: Car quant à celle que Galien corrige en la cuiſant, il dit ouuertemẽt qu'il y a quelque vice : Partant il faut veoir à quelles eaux la cuiſſon eſt profitable, & par quelle raiſon on les peut ainſi amender. Nous trouuons qu'il y a trois ſortes d'eaux auſquelles le boullir eſt vtile, la premiere eſt celle de marets qui eſt bourbeuſe, limonneuſe, de mauuais odeur, & a autre peruerſe qualité euidente, telle que celle que Galien conſeille de cuire, parce qu'apres qu'elle eſt refroidie, elle pert ceſte puanteur, cauſée le plus ſouuent de pourriture, & que toute la partie groſſiere & terreſtre, laquelle eſtoit broullée & confuſe par tout, auant qu'elle ſente la chaleur, va facilement au fonds ; parce que en toute liqueur qui contient pluſieurs matieres de diuerſes natures, leſquelles meſlées, & eſpandues par le menu la compoſent, il ſi fait aiſément reſolution d'icelle ſi vous la chauffez, & puis la laiſſez refroidir : car la chaleur ſepare ce qui eſt naturellement diuers, & en l'eſcartant elle raſſemble ce qui eſt ſemblable, & de meſme nature : tellement que partie s'en va en fumée, partie se reduit en escume, partie demeure autour du vaisseau, & partie descẽd au fonds d'iceluy. Ce qui se fait mieux apres que la liqueur est refroidie, parce que quand elle boullonne encore, ou incontinent apres, auant qu'elle soit refroidie & rassise, toutes les parcelles sont encor cõfuses, mesmes les plus grossieres sont portees en haut, & flottent. Mais quand le mouuemẽt est cessé, & que l'humeur estant suffisamment reposée, est refroidie, ce qui est pesant & terrestre est porté par le poids qu'il a de nature au fõds, & ce qui est leger & aqueux se tient au dessus. Ainsi se purifie vne eau en tirant d'icelle les choses diuerses, qui la rendoient par leur meslange bourbeuse, puante & de mauuais goust. Mais pour auoir cuit, purifiée & meliorée ainsi vne eau de marets, & de mauuais odeur, elle n'est point tellement corrigée de toute mauuaise qualité, que sa condition ne soit encor suspecte. Parquoy il n'est pas seur d'en vser ainsi seule, mais la faut tẽperer auec du vin, apres qu'elle aura cuit, selon le conseil d'Ægineте. Ætius dit que non seulement il la faut cuire auant en des vaisseaux de terre, mais qu'apres estre refroidie à son aise, il la faut rechauffer pour la boire, parce qu'ainsi prise, elle descent plus aisément, & passe plus facilement par les hypochondres, la chaleur qui est en icelle la faisant penetrer. Toutesfois parce qu'il ny a aucun animal qui aime à boire chaud, telle boiſſon n'eſtant naturelle, qu'elle ne ſoit point du tout froide: car meſme celle qui eſt tiede fait venir enuie de vomir. Selon ce ſens me ſemble que doiuent eſtre priſées auſſi les paroles de Galien, quand il dit, qu'il eſt d'aduis que l'on ſ'abſtienne de l'eau qui peſe & charge les hypochõdres, parce qu'elle eſt froide & du tout cruë, mais qu'il ne defend pas d'vſer de celle qui eſt chauffée, il entend dire que l'on la face premierement boullir, pour oſter la crudité, puis apres qu'elle a eſté cuite, que l'on n'en boiue pas, ſi elle eſtant refroidie, qu'elle euſt repris ſon premier naturel. Car telle eau ſeroit nuiſante, n'eſtant exempte de ſoupçon, celle qui retient ainſi ſa froideur. L'autre ſorte d'eaux qui ſe corrigent pour les boullir, ſont celles qui n'offenſent ny le gouſt ny l'odorat, & ſi ſont fort plaiſantes à l'œil, neantmoins on ſent qu'elles demeurent long temps en l'eſtomach, enflent, trauaillent, & chargent fort les hypochõdres. Telle eau ſi on ne la veut faire cuire du tout, pour le moins il la faut faire chauffer, dit Galien. A icelle ſont cõformes les eaux qui ont attiré quelque malignité de l'air corrompu qui ſi meſle, ou qui d'elles meſmes ſont ainſi malignes, ſans que l'on en cognoiſſe la cauſe: ce vice eſt treſbien conſommé & chaſſé par la chaleur & force du feu.

La troiſieſme & derniere maniere eſt l'eau du tout cruë (car comme pour rendre meilleures à manger plusieurs herbes, grains, fruicts,& chairs d'animaux, nous les preparons & les faisons premierement boullir) il y en a aussi plusieurs autres que nous mangeons cruës, sans qu'elles nous facent mal. Ainsi en prend il des eaux, dont il y a aucunes qui nous nuiroient, si nous les prenions cruës, & que nous ne changissions leurs mauuaises qualitez en meilleure, en les cuisant. Ces eaux crues estoient appelées par les anciens indomptées, comme l'atteste Galien: ainsi que certaines legumes,qui ne cuisent qu'auec difficulté,& à force. Ce sont volontiers celles qui ont le soleil par derriere, & ne courêt contre le leuant, & celles des puits qui ne sont iamais atteintes de ses rayons, lesquelles parce sont espesses,froides,grossieres, & consequemment cruës, & vraiment indomptées & farouches: & si elles ne sont subtilisées, rarifiées, eschauffées & assaisonnées par le leuain de quelque artifice,elles sont tousiours mauuaises, pesantes dãs les entrailles,venteuses,lentes,& nuisantes par leur froideur,dõt le remede de les remuer souuêt par agitatiõ continuelle,vehemente,& comme si on les vouloit piler & mettre en pieces, les battre auec des perches & bastons: comme l'on void faire à ceux qui abreuuent les cheuaux d'eau de puits,qu'ils estimêt estre cruë, lesquels y meslent quelque fois de la farine ou du son qui corrigent par leur naïue chaleur la crudité,& la cuisent en certaine façon.

Autres ayans fait boire de l'eau aux cheuaux, sans qu'ils l'ayent ainsi façonnée, leur donnent carriere, à ce que par la course, l'eau qu'ils ont beuë s'eschauffe, & par la chaleur se subtilise. Pour les hommes il est bon de battre&desrompre l'eau, la versant souuent d'vn vaisseau dans l'autre:& n'est point mauuais de mettre du pain esmié dedans fait de bon froment, non pas de seigle, qui la rend aucunement aigre & froide, si ce n'est pour les bilieux, mais la meilleure façon de corriger la crudité des eaux, est de les faire cuire. Car par le feu l'épesseur de l'eau se rarifie, la pesanteur s'amoindrit, & sa dureté se mollifie, & est adoucie. L'on nomme bien à propos les eaux dures, & pesantes, cruës de leur effect, parce qu'elles trauaillent l'estomach, ou le ventre, & se font illec sentir griéues & pesantes, comme dit Galien: lesquelles nuisances la chaleur du feu abolit, qui fait que dans l'eau boullante & remuante l'air trouue passage, & si insinue, & ne si entremesle pas moins que si elle tomboit d'en haut ou que autremẽt on la boullast. Par là elle est renduë plus legere, & d'autant plus subtile qu'elle reçoit plus d'air, quand toute leau estant eschauffée se separe, se fend & se decoupe en leuant de toutes pars des boullons. Il se pert cependant quelque portion de l'eau ja subtilisée qui se resoult des vapeurs, neantmoins il est certain que ce qui reste est passé en meilleure nature : car estant hors du feu, & refroidie, elle retient la ſubtilité, acquiſe en ſes parties. Mais quand l'on a de l'eau qui eſt accomplie en ce qui eſt requis à ſa bonté, qui eſt ſuffiſamment cuite par les rayõs du ſoleil, ou attiedie par le terroir qu'elle laue, qui ne tient d'aucune vicieuſe qualité, & ne ſ'apeſantit point, eſtant priſe au dedans : de laquelle les ſains vſent ſalutairemét. Si l'on veut faire cuire vne telle eau, pour l'vſage des malades, que fait on autre choſe ie vous prie, que la peruertir & empirer: Car puis qu'elle n'a beſoin d'aucune ſubtiliſation ny d'autre chaleur, que peut il aduenir en la faiſant boullir, que la perte de la meilleure partie, celle di-je qui eſt legere, plus ſubtile, & plus douce, laquelle s'en va en fumée ? L'on dira que tant plus on fait cuire & conſommer l'eau, elle ſe fait plus ſubtile. Cela eſt vray en celle qui eſt crue & eſpeſſe, mais non pas touſiours. Car il eſt certain que celle qui eſt paruenue au certain conuenable degré de ſa ſubtilité en cuiſant, ſi on la fait boullir d'auãtage, elle reuient à ſ'eſpeſſir, ſe perdant touſiours & euaporant les parties ja ſubtiliſées. Parquoy il faut ſe perſuader que les eaux qui ſont legeres & ſubtiles naturellement, acquierent plus de vice en boullant, que de perfection. Ie ne blaſmes pas toutefois que l'on face vn peu chauffer l'eau, quelque bõne qu'elle ſoit, en la ſaiſon d'hyuer, pour rabattre la froideur qui eſt nuiſante à pluſieurs complexions. Et eſt bon de pouruoir à faire reſouldre la craſſe & eſpesseur qui aduient à l'eau par la vehemence du froid. Car comme Plutarque sagement remarque en son traicté des causes naturelles, l'on voit que les horloges à eau degoutãt beaucoup plus lentement en temps d'Hyuer, qu'en Esté, parce que l'eau est rendue plus pesante, & de corps plus solide, par la violence du froid qui l'enuironne, & la tient comme assiegée: & a esté obserué par les plus prudents, qu'en celle saison les bateaux vont plus tardiuement sur les fleuues. Qu'il soit vray que l'espesseur de l'eau cause tardiueté, s'en est vne tres-seure preuue, ce que les bateaux portent nauigants plus grande charge en Hyuer, car l'eau espessie soustient & resiste d'auãtage. Estãt doncques affermie par les froidures, & faite espesse outre son naturel, alors on la peut vtilement faire cuire, afin qu'elle se rarifie, se fonde, & deuienne plus liquide. Mais celles qui s'engrossissant, & empirant par trop grãdes chaleurs, comme à Monbrison & toutes les eaux des autres riuieres, & des fontaines qui sõt fort amples, & exposées à la chaleur du soleil, telles di-je ne se corrigent point pour les faire boullir, car le vice qu'elles prennent ne vient d'ailleurs que de la perte & consomptiõ de leur humeur plus leger & plus subtil. Pense l'on que la cuisson puisse rendre à leau ces choses apres qu'elles aurõt esté dissipées plustost le cõtraire aduiendra, entant que le feu estant de plus grãd effect que le soleil, en ce regard, acheue d'en tirer ce rer ce qui y reſtoit de plus leger, & de plus ſubtil, & qui n'auroit peu eſtre eſpuiſé par cet aſtre, parquoy l'eau en demeurera plus eſpeſſe: & quand plus on eſſayera par tel moyen de l'attenuer, plus ſ'en ira en vent la ſubtilité, & ſe perdront en fin du tout les parties deſia reſolues & ſubtiliſées d'icelle. Parquoy toutes ces eaux ne ſ'amendent nullemẽt pour les faire cuire, & auſquelles, outre l'œuure que nature ou l'art y apportẽt, on voudroit multiplier & adiouſter chaleur, d'autant que depuis que la partie plus ſubtile & agreable eſt d'vne fois déperie, elle ne ſe reuoque plus, mais bien pourront ſouffrir telle preparation celles qui n'ont point eſté cuites ny ſuffiſamment façonnées. Ainſi en eſt-il des humeurs de noz corps, dont le flegme eſt rendu meilleur, & deuient le ſang plus temperé par cõcoction, i'entend des humeurs qui n'ont encor atteint le degré de mediocrité, & d'vne cõuenable & requiſe operatiõ. Mais quand les ſucs ont paſſé le moyẽ ou git la perfection, ils ne peuuẽt iamais eſtre remis en leur eſtat naturel, ny eſtre ſains, mais ſont inutiles, & reduits en purs excrements. En ſõme tout ainſi que les viandes dures ſont rendües plus ſalutaires & plus agreables en les cuiſant, auſſi ſont amẽdées par la cuiſſon les eaux cruës, rudes, & indõptées, mais celles qui ſont empirées par trop vehemente & deſſechãte chaleur, ne ſe peuuẽt corriger par le moyen d'icelle, non plus que l'eau de la mer ſalée ou nitreuse ne deuient point meilleure pour la faire cuire, d'autant que le vice de l'vne & de l'autre procede de mesme cause. Ie trouue vn seul remede pour ceux qui sont contraints de boire de telles eaux par faute d'autres, cõme sont les habitans de Montbrison, qui est de les faire passer par lalãbic: Car par cet artifice sont extraites de l'eau les parties plus subtiles, qui si espessissent & reuiennẽt en eau au lieu de s'esuaporer, & se perdre en l'air, & par ce moyen on les rend legeres, subtiles, & plus saines: mais ie craindrois qu'elles ne se trouueroient pas aggreables au goust, ny à l'odeur: mesme preparatiõ peut aussi biẽ cõuenir à celles qui sõt cruës, espesses, & limoneuses, mais on les peut aussi rendre plus plaisantes par autres moyẽs: les cruës en les cuisãt, cõme nous auons dit, & les espesses & bourbeuses, en les coulãt, & cuisant aussi. Paul Æginete escrit que l'eau limõneuse, salée & bitumineuse est purifiée par la colature, mais qu'elle est parfaitement coulée, & on la fait passer par le sablon prins en terroir doux, c'est à dire, qui n'ait aucune saueur: c'est la raison pourquoy en fouissant en terre au bord de la mer, l'on trouue tousiours de l'eau douce, ce que enseigne Alex. Aphrod. & auant luy Aristote. Car l'eau marine qui passe par les ouuertures & destroits de la terre, laquelle n'est salée qu'en sa surface, y perd sa salure, l'amertume, & l'espesseur qu'elle acquiert, pour estre trop cuite & aduste, & prend nouuelle qualité de la terre. Parquoy les mariniers ont tousiours des tonneaux à demy plains de sable doux, à fin que s'ils ont besoin d'eau, quand ils sont en haute mer, ils puissent faire passer de l'eau marine par iceluy, & l'adoucir pour en pouuoir boire: Car dans la mer il y a de l'eau douce messlée auec la salée, le soleil ne la pouuât toute brusler: Et si l'vne est beaucoup plus espesse que l'autre, cõme par ce qui a esté dit cy deuant, est suffisãment mõtré, que celle qui est douce, passe & penetre tresbiẽ les pores, & voyes plus cachées, ce que l'autre ne sçauroit faire. Aristote dit que entre les escalles, ou huistres de mer, aucunes sõt immobiles, & se nourrissent d'humeur douce qui se peut boire, & lequel passe & perce au trauers de leur espesseur, veu qu'il est tiré du plus subtil de la mer desia cuite, comme elles sont enseignées dés leur premiere nature & origine: Et qu'il y ait de l'eau douce dans la mer, qui peut ainsi passer & couler, l'experience le montre. Car si l'on fait vn vaisseau de cire non trop espois, & que on le plonge vuide dans la mer, attaché à vne ficelle à plomb, le laissant là l'espace d'vn jour & d'vne nuit, il se trouuera de l'eau douce amassée dans iceluy: Ce qui aduient, parce que l'eau douce, & la partie d'icelle qui est pl⁹ claire & subtile que les autres, auec qui elle est meslée & confuse, a peu seule penetrer dans les pores du vaisseau: Et par lequel moyen nous pouuons adoucir l'eau de la mer.

Celle qui tient du bitume ſe prepare & purifie de meſme que la ſalée, comme auſſi les nitreuſes, les alumineuſes, celles qui ſentent le ſouffre, & toutes autres, qui portent auec elles quelque vertu medicinale, & qui ſont chaudes d'elles meſmes, ou de leur nature, comme parle Galien, ſe doiuent ainſi corriger. Ce que ie coniecture, parce que le plus ſouuent ſi l'on trouue la ſource de ces eaux, elles ſont là bõnes & louables: mais paſſans puis par quelque terre infectée de mauuaiſe qualité, cõme par des mines, elles la prennent, & acquierent par là vne chaleur forte & agiſſante. Car ce n'eſt pas dans les mines ou ces fontaines ont leur premiere ſource, parce que tels lieux ſont plus chauds & plus ſecs qu'il ne conuient à la generation des eaux; leur eſtant doncques telles qualitez acquiſes & non propremẽt naturelles, pourquoy ne les laiſſeroient elles eſtans paſſées & coulées par le ſable doux? Il y a ce me ſemble apparente raiſon, que l'on puiſſe auſſi facilement extraire de l'eau la ſubſtance qu'elle emporte en paſſant au trauers d'vne mine, que la ſaleure à celle de la mer: Car il ne faut pas penſer que ce qu'elle prend de la mine luy donne vne pure & nue qualité, parce que en la boullant, le nitre, le ſoulphre, le ſel, l'alum, ou autre tel mineral dont elle tient nage au deſſus, & ſe fait eſcume: Mais quand ce ſeroit vne qualité ſimple, qui empeſche qu'elle ne la puiſſe laiſſer, eſtant transfuſe & coulée auſſi biẽ qu'elle la peu prendre en passant & écoulant?

Celle qui n'est que espesse, & n'a autre defaut que d'estre bourbeuse, & autrement trouble sans aucune mauuaise qualité, se remet aisément, & par dessus toutes autres en son premier estat : Car ce vice prouient de la terre argilleuse, de laquelle les eaux ne prennent autre vice que de s'espessir & troubler, & n'est aucune mauuaise saueur, mais seulement est fascheuse la matiere qui y est meslée. Telles sont les eaux du Tybre, de Seine, & de Saone, lesquelles on laisse long temps reposer dans des vaisseaux de terre, à fin que la matiere qui les rend troubles se puisse rasseoir peu à peu: & si l'on en a besoin promptement, on la passe par le feultre, ou autre gros drap, & ainsi on la rend incontinent tres-claire. Galien dit qu'en Alexandrie, & autres lieux d'Egypte, l'on passoit les eaux troubles par des vaisseaux de terre, rares & deliez, & si ces vaisseaux defailloient, on les couloit par vn linge.

Restent deux qualitez és eaux à corriger, desquelles le medecin doit estre soigneux, parce que quelquefois elles peuuent nuire : ce sont la chaleur & la froideur, par l'vne ou par l'autre desquelles, elle se trouuent mauuaises : asçauoir cruës & indomptées, comme parle Galien, à cause de la froideur : & pour le regard des chaudes, parce qu'elles n'estaignent point bien la soif, cela est volontiers selon la disposition:

Car il y a plusieurs occasions ou l'eau chaude profite, & la froide nuit, & au cõtraire. Parquoy pour accomplir de tout point ce traicté, & que rien ne luy defaille, il faut aduiser quel amendement l'on peut donner à ces qualitez, où l'on s'apperceura qu'elles portent nuisance. Quant à la froide, si c'est auec crudité, elle se corrigera par les moyens que nous auons declarez cy deuant. Si autrement elle est bonne & bien assaisonnée, il ne faut que la mettre au soleil, ou l'approcher vn peu du feu pour remedier au dommage qu'elle pouuoit faire: Pour rafraichir celle qui est chaude nous vsons de diuers artifices, afin de la rendre froide comme glace: cela se fait, dit Pline, en la jettant contre l'air du bas en haut, ou du haut en bas, afin qu'elle conçoiue l'air en passant : car naturellement toutes eaux se refroidissent en les agitant & remuant, fors que celles de la mer, qui s'eschauffẽt par la tourmente & le hurtement de ses ondes. Aux autres eaux la chaleur leur suruient de dehors, comme estrangere, qui est aisément escartée par le mouuement : mais la mer a vne chaleur domestique, & en elle mesme, qui est eueillée par les vents, & entretenus de cela nous est tesmoignage & preuue, ce que la mer, quoy que pesante & terrestre, ne se prend & ne gele point. Mais voyõs les autres moyens de rafraichir l'eau : Si on la chauffe auparauant, elle se rafraichit fort, qui est vne inuention tres-subtile : car estant par la chaleur rendue plus subtile qu'elle n'estoit, parce qu'en boullát elle reçoit de l'air, il est certain qu'elle en deuient plustost froide, par la reigle des medecins, qui dit, que les substances plus subtiles reçoiuent plustost alteration, que les espesses. Alexandre Aphrod. donne la raison pourquoy l'eau boullante deualée en vn puits deuient tres-froide, disant que la froideur du puits combatant contre la chaleur de l'eau que l'on y a descendue la surmonte aisémét, & pour estre la froideur plus forte & plus abondante, elle en chasse totalement la chaleur, penetre puissamment toute l'eau, & la rend excessiuement froide : Et de là vient aussi que l'eau qui aura esté subtilisée par le feu, gele incontinent & tres-facilement : parce que le froid y trouue conduite, & voyes plus amples par ou il peut mieux, & auec plus de vehemēce penetrer. Pour rafraichir parfaictement l'eau, l'ayāt fait chauffer l'on la met dans vn vaisseau de terre plombé, lequel l'on pend haut, hors les fenestres, contre le vent, quand le soleil est couché, & laisse on pendre ce vaisseau à la fraicheur toute la nuit, l'endemain auant que le soleil se leue on le pose à terre & l'arrouse l'on tout autour d'eau fresche. Aucuns l'enuelopēt de fueilles de laictues, ou de vigne, ou autres de mesme nature, pour luy faire entretenir plus lōg temps la froideur prinse de l'air de la nuit, mais si l'on veut couurir ce vaisseau, il ne le faut pas remplir du tout, car l'air qui ſera entre l'eau & le couuercle ſe refroidit le premier, communique apres la froideur à l'eau qu'il touche : & tout ainſi que l'eau prend pluſtoſt la chaleur & la froideur que les corps terreſtres, auſſi l'air ſ'eſchauffe, & ſe refroidit plus promptemẽt que l'eau. Autres mettent les cruches pleines d'eau aux caues ou cauernes ſouterraines, ou l'air ſe maintient froid. Par autres moyens ſe peut rafraichir l'eau, cõme de la mettre dãs vne riuiere qui court fort roide, ou bien dans vn puits en deux manieres, faiſant que la cruche ou bouteille plonge dãs l'eau, ou bien qu'elle demeure ſeulemẽt ſuſpẽdue en l'air, qui eſt le meilleur moyen de la rafraichir : Car l'eau du puits meſmes tirée, eſtant laiſſée ainſi dans le meſme puits toute la nuit, en ſera beaucoup plus froide: la cauſe de cet euenement eſt recerchée par Plutarque, mais il ne l'explicque pas ſuffiſamment. Cela poſſible aduient, dit-il, par vne mutuelle reſiſtance, que l'air froid de la nuit rend l'eau qui eſt demeure dans le puits plus tiede, laquelle eſtant tirée hors, perd de ſa tiedeur. Or l'eau ſe rafraichit excellemment, ſi l'on couure les cruches & vaiſſeaux de neige, ou de glace, quand on à la cõmodité d'en auoir, comme ont les Romains, & autres qui gardent la neige & la glace durant les grandes chaleurs de l'Eſté dans des caues, & ſemblables lieux ſous terre, couuerte & enueloppée de paille, pour les delices des grands. Ce fut vne inuention de Neron,

ron, dit Pline, de mettre l'eau boullie enclose dans des bouteilles de verre dans la neige pour la rafraichir : ainsi l'on a peu jouïr de la volupté de la froidure sans receuoir l'incommodité de la neige. Ce n'est pas merueille ce que dit Plutarque, que les grauois, ou des morceaux de plomb jettés dans l'eau, la rendent plus froide, mais c'est chose admirable que le salpestre (que l'on prend pour le nitre) lequel apparemment est chaud, réd les eaux infiniment froides. Pour delecter les Princes, qui aymét à boire froid en Esté, l'on d'estrempe dãs vn vaisseau plain d'eau vne liure de salpestre ou sal-nitre, & dans iceluy l'on met les bouteilles de verre, ou les flascons d'estain ou d'argens, remplis d'eau, les remuant cõtinuellement: & par ce moyen l'eau en est plus plaisante à boire, & si n'est point mal saine. Or nous semble il auoir dit en ce traicté, tout ce qui se peut, sur le choix des eaux, en ce qui concerne la conseruatiõ de la santé, & par quels moyẽs celles qui sont mauuaises se peuuent corriger & estre rendues bonnes à boire, & montré que l'eau de pluie est par dessus toutes les autres, & que celles qui sont moindres en bonté, ne s'amendent point toutes pour les faire boullir, qui sont les deux points que vous nous auiez proposez à deduire & explicquer.

Traduict de Latin en François.

www.ingramcontent.com/pod-product-compliance
Lightning Source LLC
LaVergne TN
LVHW010107230826
846091LV00005B/2123

* 9 7 8 2 3 2 9 6 7 4 1 2 4 *